AF610244

ÉTUDE SUR

L'HUILE DE FOIE DE RAIE

ET DE

LA GLANDE QUI LA FOURNIT

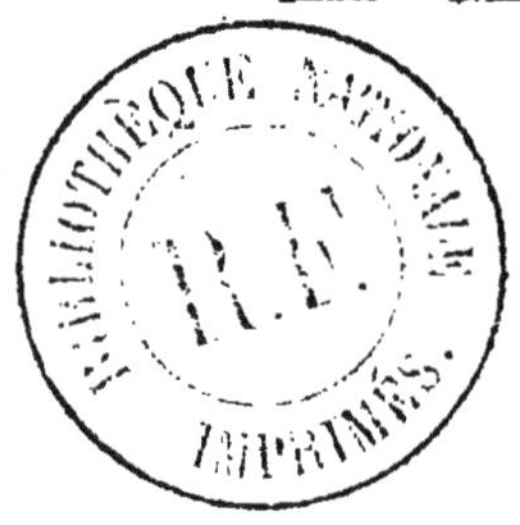

PAR

Amédée ODIN

Pharmacien de première classe

Ex-Interne des Hôpitaux de Paris

(Concours 1872)

Membre de la Société d'Émulation pour les sciences pharmaceutiques

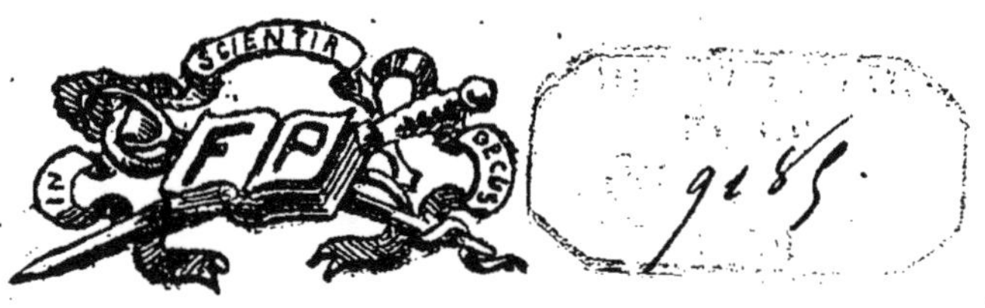

PARIS
F. PICHON, LIBRAIRE-EDITEUR
14, RUE CUJAS, 14

1873

A MON PERE

Qui m'a guidé le premier dans mes études pharmaceutiques

A MA MERE

A MON FRERE ET A MA SŒUR

A MON ONCLE, LE DOCTEUR LAINE

A MES COLLEGUES DE L'HOPITAL BEAUJON

A MES AMIS

A MM. LES PROFESSEURS

DE L'ÉCOLE SUPÉRIEURE DE PHARMACIE DE PARIS

A M. LE DOCTEUR ED. GRIMAUD

Professeur agrégé à la Faculté de médecine de Paris

A M. LE DOCTEUR GUBLER

Médecin de l'hôpital Beaujon

Professeur de thérapeutique à la Faculté de médecine

Membre de l'Académie de médecine

Hommage de reconnaissance

Pour la bienveillance dont il m'a toujours honoré.

A M. LE DOCTEUR AIMÉ MARTIN

Lauréat de l'Institut et de la Faculté de médecine de Paris
Médecin-Adjoint de Sainte-Pélagie
Ex-médecin en chef de l'Hôpital militaire temporaire d'Ivry

Hommage reconnaissant.

DE

L'HUILE DE FOIE DE RAIE

ET DE

LA GLANDE QUI LA FOURNIT

INTRODUCTION

Grâce aux résultats obtenus par la science, dans l'art de guérir, l'huile de foie de poisson est devenue, selon l'expression de Walshe, « l'une des conquêtes les plus importantes de la thérapeutique moderne. »

Mais si l'on veut étudier d'une manière complète cette intéressante question de chimie et de matière médicale, on s'étonne du peu de documents fournis par les ouvrages classiques à ce sujet. D'importants travaux, il est vrai, ont été publiés sur ces corps gras d'origine animale, d'illustres savants y ont jeté un grand jour; mais, procédés d'extraction, analyses, réactions des différentes huiles, toutes ces questions sont demeurées incomplètes, et ne se trouvent encore décrites que dans des publications, ou les mémoires des chimistes français et étrangers.

Nous avions commencé l'étude pharmaceutique des huiles de foie de poisson employées en médecine ; mais entre autres obstacles, les instants trop courts dont nous avons pu disposer ne nous ont pas permis de lui donner toute l'étendue qu'elle comporte.

Laissant ce soin à d'autres plus heureux et plus capables, nous avons adopté une tâche plus modeste : nous nous sommes bornés à traiter de l'huile de foie de raie. Habitant les bords de l'Océan, nous avons pu observer avec attention les espèces principales de plagiostomes qui peuplent le fond des eaux sur les côtes de la Vendée. C'est là que nous avons examiné et choisi les organes d'où nous avons extrait le corps gras qui fait l'objet de cette thèse.

En la soumettant aujourd'hui à l'approbation de nos juges, nous n'avons qu'un seul désir, celui de faire connaître les recherches auxquelles nous nous sommes livré, et de donner à nos maîtres un témoignage public de reconnaissance pour leurs savantes leçons.

Nous ne pouvons oublier que c'est grâce à la bienveillance de notre excellent professeur, M. Alph. Milne Edwards que nous avons pu compléter ce travail par quelques observations prises au laboratoire des Hautes Études du Muséum d'Histoire naturelle. Que M. Milne Edwards veuille donc bien accepter ici l'expression de notre profonde gratitude.

Pour traiter cette question, une division naturelle se présente. Dans une première partie, l'on passera en revue l'histoire des huiles d'origine animale et en particulier de foie de raie. Quelques mots sur la pêche dont ce poisson est l'objet nous ont semblé utiles. Les caractères zoologiques de la raie, les diverses espèces susceptibles d'être employées, la structure du foie formeront le complément de cette première division.

Dans la seconde partie, et dans l'ordre chronologique, l'on exposera les divers procédés d'extraction du corps gras, applicables à toutes les espèces de foies de poisson, les variétés commerciales de l'huile de foie de raie, ses caractères physiques et chimiques et sa composition. Un chapitre particulier a été consacré à la recherche et au dosage de l'iode. Après avoir successivement étudié la bile et le liquide aqueux fourni par le tissu hépatique, l'on indiquera les moyens de reconnaître l'huile de foie de raie et l'on fera connaître les altérations qu'elle éprouve d'elle-même ou qu'on lui fait subir.

I

HISTORIQUE

Il serait difficile de retrouver dans l'histoire l'époque précise où l'on utilisa pour la première fois l'huile extraite du tissu hépatique des poissons. Aristote parle de la raie, et lui donne le nom de σελαχη. « Le foie (1), dit-il, est un viscère susceptible de devenir gras dans quelques animaux, par exemple, dans les *sélaques :* on extrait de l'huile de leur foie en le faisant fondre ».

(1) Aristote : *Histoire des animaux*, édition de Camus. Paris, 1793 : Lib. III, cap. XVIII.

Pline l'ancien compte la raie au nombre des poissons *plats*; il indique la préparation de l'huile de foie de raie et l'usage que l'on en fait : « Jecur (1) pastinacæ in fictili torrent donec pinguetudo similis oleo fluat ac penrugunt ».

Mais c'est chez les peuples de l'extrême nord, sur les rivages de l'Océan glacial qu'il faut aller chercher l'origine de son emploi. « Aux jours de fête, dit un professeur de l'Université de Charkow, J. de Kaleniczenko, les habitants des régions polaires servent à leurs invités, en guise de vins et de liqueurs, l'huile de foie de poisson; accroupis autour du foyer dans leurs habitations feutrées (*Yurta*), ils se passent de mains en mains le vase grossier plein de cette huile, et ils boivent à même de grands coups; cette boisson favorite, loin de les enivrer, leur donne au contraire une force et une énergie nouvelles; grâce à elles, ils résistent victorieusement au froid qui étreint cette nature désolée, et ils y deviennent presque insensibles. »

Depuis longtemps déjà, les huiles de poissons étaient un remède populaire sur les bords de la mer du Nord, en Hollande et en Angleterre; quand au siècle dernier Hull et Kay, de Manchester, firent passer l'huile de foie de poisson des recettes des empiriques dans les applications rationnelles de la science et l'employèrent avec succès. Darbey, en 1771, en tenta l'expérience; Percival, quelques années après (1782), exposa dans l'ouvrage intitulé : *Percival's medical essays*, les heureux effets qu'il avait obtenus. Le Dr Bardsley (1807)

(1) Pline l'ancien : *Histoire nat.*, lib. XXXII, c. VIII.

répéta sur des malades les mêmes essais dans le Lancanshire, pendant que deux médecins hollandais, Van der Brock et Rodel recommandaient l'huile dans le traitement des mêmes affections. Mais bientôt l'œuvre qu'ils avaient entreprise tomba dans l'oubli. Jusqu'alors on obtenait ces corps gras par des procédés tout à fait élémentaires, et ils provenaient de débris de poissons aussi bien que de foies.

Enfin en 1822, Schenk recueillit les documents fournis par ses devanciers; il fit de nouvelles observations, et publia dans le journal de Hufeland un travail important sur ce sujet. Cette fois, la voix du médecin de Liegen fut entendue : Roder et Sparmann à Rostock, Elberling à Berlin, publièrent chacun un traité portant le même titre : *De oleo jecoris aselli.* Galame, Brefeld, Hamm, donnèrent de 1832 à 1835 des mémoires monographiques sur les huiles de foies de poisson. En Angleterre, Bennet publia son ouvrage : *Treatise on the oleum jecoris aselli* (1841).

En France, quelques praticiens, plus au courant que les autres du mouvement thérapeutique au dehors de notre pays, tentèrent l'emploi de ce nouvel agent. Bretonneau (de Tours) dès 1826, Sales-Girons en 1845 l'ont vulgarisé : et depuis lors ce médicament est devenu d'un emploi pour ainsi dire quotidien dans la médication moderne.

De cette époque date la préparation spéciale de l'huile de foie de poissons pour la pharmacie. A mesure que l'usage s'en répandait, on essayait de l'obtenir dans un état voisin de pureté. Jusque-là, ces huiles n'avaient trouvé d'applications suivies que dans l'industrie, mais comme elles tendaient à devenir un des principaux éléments de la thérapeutique, on songea à les rendre, sans altérer autant que possible la nature, moins répugnantes aux malades.

L'industrie et le commerce voyant en elles une source de bénéfices importants, s'efforcent de perfectionner ses procédés d'extraction. On rejette d'abord toutes les huiles qui ne proviennent pas de foies de poisson : on va plus loin, on choisit les genres qui les fournissent. Tandis que les Anglais et les Hollandais arment pour le Banc de Terre-Neuve et la Norwége, et vont fonder, à côté des sécheries, des établissements pour l'extraction de l'huile de foie de morue ; les pêcheurs de la côte française et belge songent à tirer parti des richesses qui sont rejetées sous leurs yeux et à extraire l'huile du foie de la raie.

Depuis bien des années, ce sélacien est l'objet d'un commerce important. Dans les pays maritimes du Nord, et naguère encore sur les côtes de la Vendée et de la Bretagne, les pêcheurs pauvres se servaient pour l'éclairage de cette huile : maintenant elle est abandonnée, car elle répand en brûlant une odeur désagréable.

Vingtrinier, de Rouen, est sans doute le premier qui l'employa pour l'usage de la médecine, elle était alors obtenue par l'intermède de l'eau, procédé d'extraction dont nous parlerons plus loin.

En 1789 Vauquelin a donné une analyse de cette huile. MM. Girardin et Preisser en ont publié une autre en 1842. Deux ans plus tard, M. Gobley, pharmacien distingué de Paris, après avoir répété le *modus faciendi* que nous venons d'indiquer, proposa de lui substituer celui à *feu nu*. C'est alors qu'il fit connaître la réaction au moyen de l'acide sulfurique.

M. Personne, après de minutieux travaux sur ce sujet, présenta en 1849 à l'Académie de médecine, un mémoire ayant pour titre : *Recherches sur les huiles de foie de morue et de raie*. Delattre s'est livré à une étude comparative sur la composition chimique des huiles de foie de morue, de raie et de squale et a indiqué un procédé d'extraction.

Depuis cette époque, grâce à l'établissement en France des grandes voies de communication, la pêche côtière est devenue pour notre pays une source presque inépuisable de commerce et de richesse. Des établissements se sont déjà fondés pour l'extraction de l'huile de foie de raie sur les côtes de la Manche et de l'Océan et fournissent à la médecine, dans certaines contrées, un produit naguère encore peu employé.

II

PÊCHE

Les raies vivent de petits crustacés, tels que les palémons, de mollusques, de petits poissons, et, dit-on, de goëmons ou varechs, au milieu desquels elles se cachent. Là, étalées sur le sable ou la boue, masquées par la couleur de leur peau sombre, elles guettent leur proie : dès qu'elles l'ont aperçue, elles la suivent avec rapidité, tantôt en glissant au fond de la mer, d'autres fois se relevant et nageant entre les eaux. Quelques-unes ont la queue armée de pointes aiguës avec lesquelles elles piquent, assure-t-on, le poisson dont elles veulent faire leur nourriture.

C'est au large, à plusieurs lieues en mer, qu'habitent les grandes raies pendant la plus grande partie de l'année. Les armements pour la pêche se font au commencement de l'hiver : elle se pratique à bord de grandes embarcations solidement construites, et au moyen de filets, que l'on nomme, suivant les contrées, *rêts*, *dragues*, *chaluts*, ou *filets traversiers*.

Le *rêt* consiste en effet en un grand filet en forme de poche, très-résistant, et qui a été imprégné d'une décoction de tan ou d'une solution de sulfate de cuivre pour empêcher l'action corrosive de l'eau de mer. A son entrée, se trouvent deux vergues, disposées en croix, formant une ouverture carrée. La partie destinée à raser le fond est bordée d'une chaîne de fer d'un poids assez considérable, des pierres sont suspendues aux extrémités inférieures afin de faire couler tout le système à fond.

Le *chalut* a la forme d'un sac conique tronqué ; son ouverture est établie sur un rayon de bois dont la longueur est d'environ 12 mètres; aux extrémités sont fixés deux morceaux de fer recourbés ayant la forme d'un quart de cercle. Leur poids est d'environ 130 kilogrammes. La partie inférieure de l'ouverture du chalut est garnie d'un bourrelet en filet chargé de plomb.

Quelquefois, par un temps calme, les raies viennent à la surface de la mer, et attirent l'œil par le vaste espace qu'elles couvrent de leur corps. Mais elles se tiennent ordinairement au fond. Lorsque les eaux sont un peu agitées, et que le vent est favorable, on jette la drague à la mer : elle coule, l'ouverture placée dans un plan sensiblement vertical à celui du fond. Deux *funes* ou câbles, amarrées à l'embarcation lui font suivre son mouvement. La chaloupe entraîne le filet qui rase le sable ou le rocher, et là viennent se réunir tous les poissons placés à son ouverture. La raie ne recule jamais, mais pousse toujours en avant, quelque résistance qu'elle trouve.

Le filet est levé au moyen d'un cabestan ou d'un treuil. Les raies au-dessous de la dimension réglementaire doivent être rejetées à la mer afin de n'en pas détruire l'espèce. Les autres sont conservées et amenées au port. Il n'est pas rare de voir de ces sélaciens tellement grands et lourds que l'on ne peut les embarquer dans la cale, et que l'on est obligé de suspendre aux flancs du bateau.

Le poisson est débarqué, et on l'expédie à l'intérieur du continent souvent après lui avoir enlevé les intestins et le foie.

III

CARACTÈRES ZOOLOGIQUES

Le genre *Raie* est de la classe des *poissons*, de l'ordre des *Chondroptérygiens à branchies fixes*. Il appartient aux *Sélaciens* ou *Plagiostomes* de Duméril, à la famille des *Raies proprement dites.*

Les *Chondroptérygiens* (1) ou *poissons cartylagineux,* reçoivent ce nom du tissu qui forme leur squelette. On n'y trouve pas de lamelles osseuses : la matière s'y dépose par petits grains disséminés; ils n'ont pas de suture à leur crâne qui est toujours formé d'une seule pièce.

Les *branchies*, composées de lamelles saillantes et très-vasculaires, s'appuient à la fois sur les côtes branchiales et sur le tégument extérieur, de sorte que l'eau qui les a baignées s'échappe par les intervalles qu'elles laissent entre elles.

Les *Sélaciens*, appelés encore *Plagiostomes*, à cause de leur bouche située à la partie inférieure de la tête, diffèrent des *Cyclostomes* par leurs mâchoires mobiles destinées à la mastication.

Nous laisserons de côté les familles des *Torpédiniens*, des *Trygones*, des *Myliobates*, et des *Céphaloptères*, pour étudier les caractères des *Raies proprement dites*.

Les nageoires pectorales de ces poissons sont très-grandes, prolongées par leur insertion jusqu'à la base des ventrales, quelquefois réunies immédiatement l'une à l'autre par leur angle antérieur au-devant de la carène rostrale, mais n'atteignant presque jamais au contraire l'extrémité de cette carène : la queue est très-distincte

(1) De χονδοσ, cartillage, πτερυγια, nageoires.

Aristote : Lib. III, cap. VI, tome I, appelle les Sélaques (Sélaciens de Cuvier) χονδραχανθα.

Pline, *Naturalis historia*, Lib. IX, cap. XL, les désigne sous le nom de *Cartilaginea*.

du tronc, presque toujours moins volumineuse que celle des *Squatinoraies*, munie de chaque côté d'une sorte de carène molle constituée par les téguments, et supportant vers son extrémité libre deux dorsales ordinairement très-petites, le plus souvent suivies d'un vestige de caudale, réduite à un simple repli cutané : la bouche est sans cartilages labiaux, peu ample proportionnellement à la taille, armée de dents menues, serrées en quinconce, plates ou surmontées d'une pointe selon les espèces ou selon le sexe et plus particulièrement chez les mâles ; les téguments sont rarement nus, le plus souvent garnis d'aspérités, soit partout, soit sur quelques points seulement, variables en nombre et en grosseur ; les extrémités des aiguillons sont quelquefois longues et très-acérées, le siége le plus habituel est sur la carène rostrale, devant et derrière les yeux, au bord interne des orbites, sur la ceinture scapulaire, le long de la ligne médiane du dos et de la queue où se voient dans la plupart des espèces deux rangées latérales ; la famille des Raies est la seule qui possède des œufs.

GENRE RAIE

Syn : Grec : ο βατοσ.
Latin : *Raja*.
Anglais : *Ray-Skate*.
Allemand : *Roche*.

Ce genre est caractérisé par ses nageoires : les pectorales n'atteignent pas le bout extérieur de la carène rostrale à laquelle elles ne sont unies en dedans et en avant que par des prolongements cutanés qui complètent le disque. Les ventrales sont partagées en deux lobes inégaux, l'un interne et l'autre externe, beaucoup plus étroit, mais plus épais; la queue est très-peu volumineuse proportionnellement au disque; la nageoire caudale est constante, mais souvent très-peu développée, consistant en un simple repli cutané un peu moins bas sur le bord supérieur que sur l'inférieur et presque toujours interrompu à son extrémité libre.

Les Raies constituent un grand nombre d'espèces : pendant longtemps il a existé entre elles une grande confusion; Müller et Henle en distinguent 25, Duméril les divise en 35. Il est probable que leur nombre est plus grand encore, bien que l'on ait envisagé quelques variétés comme espèces distinctes.

Nous décrirons trois des principales espèces répandues sur la côte atlantique de France et qui atteignent un volume assez considérable : le Raja Clavata, R. Undulata , R. Batis.

1° RAJA CLAVATA (Linnæus, Willoughby).
Raie bouclée (Rondelet, Belon).
Raie grise à peau rude (Duhamel).
Thornback des Anglais (Couch : *Fisher of the bristich islands*).
Raie Clavelade des Provençaux.

Le disque est rhomboïdal, plus large que long, à bords antérieurs légèrement ondulés; il est rude partout en dessous : 2 ou 3 épines au-devant des yeux et au bord interne de l'évent; une rangée médiane de tubercules sur le dos et 3 rangées sur la queue; le plus souvent des aiguillons en forme de boucles, disposés sans ordre sur les régions supérieure et inférieure; museau court à proéminence très-peu considérable et qui, mesuré à partir d'une ligne menée au-devant des yeux, est égal à trois fois l'étendue de l'espace interoculaire. Les dents pointues chez le mâle sont plates chez la femelle et les jeunes mâles.

C'est une des raies les plus communes et les plus estimées : elle atteint de très-grandes dimensions. On la pêche beaucoup sur les côtes de France, d'Angleterre et d'Afrique.

2° Raja undulata (Lacépède, Cuvier).
Raie undée ou cendrée (Rondelet).
Raja mosaïca (Blainville).

Le disque est rhomboïdal orbiculaire, plus large que long; rude au milieu dans les deux sexes, chez les adultes; toujours une rangée de tubercules épineux sur la ligne médiane du dos et de la queue dont les régions latérales sont le plus souvent nues; museau court et obtus d'un jaune rougeâtre ou brun, soit uniforme, soit orné de bandes ondulées plus sombres, bordées de points blancs. Les dents présentent presque toutes une saillie transversale, les médianes supérieures sont un peu plus petites que les autres. Il y a deux ou trois tubercules au-devant de l'œil et sur le bord interne des évents, et 1 ou 2 de chaque côté de la ceinture scapulaire.

3° RAJA BATIS (Linn.)
Raie blanche et lisse (Duhamel).
— — *ou cendrée* (Cuvier).
Raja batis (Yarrell :*Britisch fisch.*).

Le disque est rhomboïdal, plus large que long, à bords antérieurs échancrés, museau large, médiocrement proéminent, formant à partir de l'angle externe des narines, un triangle isocèle, dont la base est égale aux trois quarts de la longueur des autres côtés ; régions supérieures presque lisses dans les deux tiers postérieurs et très-rudes en avant, de même que la face ventrale qui est, en arrière, plus âpre que le dessus, pas de tubercules au milieu du dos : une rangée caudale médiane ; une de chaque côté, irrégulière, commençant assez loin de l'origine de la queue, et dont les épines ont leurs pointes dirigées en dehors ou en avant ; sur un fond gris foncé, quelquefois des taches noires un peu irrégulières, surtout nombreuses dans le jeune âge où la teinte générale tire sur le brun ; le dessous blanc, avec des points noirs ou des vergetures. Les dents sont aciculaires à la base et forment des crochets à pointe acérée, recourbée en arrière.

On la trouve dans l'Océan, la Manche, la mer du Nord. On en a vu peser plus de 100 kilogrammes. L'individu le plus volumineux du Muséum d'histoire naturelle mesure 2 m. 09 de long, et 1 m. 40 de large.

IV

DU FOIE

§ I. — CONFORMATION EXTÉRIEURE DU FOIE

1° *Situation et moyens de fixité.*

Le foie chez la raie est de tous les organes glanduleux celui qui atteint les dimensions les plus grandes, il est limité d'un côté par le diaphragme qui le sépare du cœur, mais comme cette cloison est membraneuse et non musculeuse, elle ne produit aucun changement momentané de position dans ce viscère. Il occupe la partie médiane du corps, légèrement porté vers la droite et ce lobe droit descend un peu plus bas que la gauche; après s'être appuyé par le sommet sur ce diaphragme, il se prolonge dans la cavité abdominale, en retenant pour ainsi dire tout le reste du tube digestif, et se moule sur ces organes qui le compriment.

Dans cette position, il se trouve maintenu par des brides membraneuses ou ligaments qui le fixent aux parties circonvoisines et constituent ses principaux moyens d'attache. Un des ligaments suspenseurs le maintient appuyé contre le diaphragme et l'œsophage qu'il embrasse en partie. Il est constitué par deux lames écartées l'une de l'autre etréunies en leur milieu par une seconde bride qui s'insère non sur le diaphragme mais sur ce cartilage qui limite l'enceinte abdominale. Ce dernier ligament se prolonge jusqu'à l'estomac. Il ne s'insère pas directement, mais il se réunit au moyen de trois lames destinées sans doute à lui donner un point d'appui plus résistant. Deux de ces lames sont elles-mêmes perforées et se fixent par leurs secondes divisions, la troisième va se réunir à la rencontre de l'intestin grêle et du gros intestin, prenant encore là plusieurs points d'attache. Ce ligament est de tous le plus considérable, il donne naissance à une autre bride plus étroite qui vient s'appuyer encore plus bas sur le tube digestif. Le ligament dont nous venons de parler, supporte le pancréas, glande très-volumineuse par rapport à l'intestin, qui est située au milieu d'un repli s'insérant sur la concavité de l'estomac.

2° *Volume du foie et consistance.*

Le foie des poissons est plus considérable que chez les autres vertébrés, celui des sélaciens et de la raie en particulier est remarquable par son volume. Son poids atteint souvent 5 ou 6 kilogrammes et entre toujours pour une portion notable dans le poids total du corps. Ce rapport est assez variable. Ranthke à cette occasion fait remarquer que cet organe est d'autant plus lâche et plus mou qu'il est plus volumineux et on ne voit pas que sa fonction comme organe sécréteur ait pris un développement proportionnel à l'augmentation de son volume. « Le produit de sa sécrétion, dit-il, est d'autant moins travaillé que l'organe est plus considérable : » ce qui s'accorderait avec la loi énoncée par Meckel et qu'il rappelle : « En remontant dans l'échelle animale, les systèmes et les organes paraissent de plus en plus concentrés en eux-mêmes (1). » Le poids spécifique du foie de la raie est inférieur à celui de l'homme. Chez les mollusques, et en particulier chez le colimaçon et l'huître, cet organe atteint un volume relativement plus considérable, et son poids spécifique est encore abaissé.

3° *Forme.*

Le foie de la raie possède une forme qui lui est propre : il est composé d'une partie principale presque horizontale formée de trois lobes bien séparés. Le lobe médian est le plus étroit et le plus court : cependant cette glande peut être ramenée au type de la division en deux lobes que possèdent d'autres poissons. Il porte en effet une scissure profonde qui le partage en deux portions inégales; l'une gauche, la plus large et la plus volumineuse, l'autre droite où se trouve la vésicule biliaire. Telle est la forme générale du foie. Mais cette forme ne lui est pas propre. Car, situé dans la cavité intestinale, il se moule sur les organes qui l'entourent et en conserve l'empreinte ; ainsi toute la face supérieure est légèrement concave, les bords sont un peu relevés, arrondis afin d'embrasser l'intestin et l'estomac. Le lobe médian dévié à gauche s'amincit et recouvre le pancréas. La face inférieure est au contraire un peu convexe, et se moule sur le diaphragme et la paroi abdominale.

(1) *Ann. sc. Nat.*, 1826, t. IX.

4° *Couleur.*

Elle est variable; on la trouve grise chez le mâle du *R. Clavata*, jaune chez la femelle : le foie du *R. pastinaca* est jaune doré. Cependant on peut dire que l'aspect ordinaire est jaune chair. Cette couleur est à peu près uniforme : sur le trajet de quelques conduits biliaires, sortes de *vasa aberrantia*, elle est verte et provient de la bile que contiennent ces canaux. La coloration générale nous semble dépendre, des liquides contenus dans les ramifications vasculaires sanguines et biliaires qui parcourent le foie, et s'épanouissent à sa surface, du tissu parenchymateux et probablement aussi de la matière grasse légèrement colorée que renferme la glande.

§ II. — STRUCTURE DU FOIE

1° *Enveloppes.*

L'enveloppe du foie semble la prolongation des ligaments suspenseurs de cette glande. Cette tunique va en s'amincissant à mesure que l'on approche de l'extrémité des lobes. Son épaisseur varie suivant l'âge du sujet. Elle est très-résistante, demi-transparente, et se sépare avec facilité du tissu sous-jacent. Au microscope elle se présente sous l'aspect d'un tissu fibreux, presque incolore, sillonné de distance en distance par quelques petits vaisseaux.

2° *Tissu propre.*

La glande est constituée par un tissu conjonctif lâche qui divise les lobes et forme des lobules divisés eux-mêmes de la même manière. Ils sont traversés par le système de la veine-porte, communiquant par des capillaires aux radicules des veines sus-hépatiques. Le tissu conjonctif est mince, se déchire facilement et est traversé par les cellules hépatiques qui donnent naissance aux conduits biliaires.

3° *Conduits biliaires.*

Il existe chez les raies plusieurs canaux qui se rendent dans la vésicule biliaire, ils prennent naissance aux cellules hépatiques. Le canal qui forme la branche principale vient du lobe moyen du foie et se joint au canal cystique à deux ou trois centimètres de son origine. Le canal commun s'ouvre dans l'intestin à deux centimètres du pylore, vers l'orifice du canal pancréatique et à la partie inférieure. Les conduits biliaires sont cylindriques, assez réguliers, leurs ramifications diminuent assez promptement de nombre, et finissent par constituer un tronc principal dans le sens de la longueur du lobe. On peut observer quelquefois à l'œil nu ou à la loupe quelques-uns d'entre eux qui viennent à phériphérie se mêler aux ramuscules veineux. Si l'on injecte avec précaution un foie récent, au moyen d'un corps gras coloré, et qu'on laisse celui-ci se solidifier, en dépouillant le conduit, on obtient une sorte d'arbre qui a conservé la forme du canal; une section perpendiculaire à son axe est elliptique. Ces canaux sont ordinairement béants, pourvus d'une tunique propre dont la structure est l'analogue de la vésicule biliaire.

4° *Systèmes veineux.*

Le système de la veine-porte des poissons, d'après M. Milne-Edwards, est formé par les veines de l'intestin, de l'estomac et du pancréas, dont les troncs terminaux se ramifient dans le foie, et par les veines hépatiques qui viennent du réseau vasculaire ainsi constitué et se terminent antérieurement par un seul tronc, celui-ci, presque aussitôt après sa sortie de ce viscère, débouche dans le sinus præcardiaque, vers le milieu de la portion de ce réservoir, et constitue l'analogue du vaisseau qui, chez l'homme et les autres vertébrés supérieurs, est connu sous le nom de veine-cave postérieure.

§ III. — APPAREIL EXCRÉTEUR DU FOIE

Cet appareil se compose : 1° des *conduits biliaires;* 2° d'un renflement, faisant l'office de réservoir, la *vésicule biliaire;* 3° d'un canal conduisant la bile à l'intestin, le *canal cholédoque.*

1° *Conduits biliaires.*

Ils se réunissent, comme nous l'avons vu, en troncs principaux qui constituent des canaux hépatiques :

l'un d'eux, traversant le lobe droit, vient aboutir au fond inférieur de la vésicule biliaire, les autres, provenant du lobe moyen et gauche, se terminent au canal cholédoque.

2° *Vésicule biliaire et canal cholédoque.*

La vésicule biliaire est, comme son nom l'indique, un réservoir constitué par un tissu fibreux épais et élastique. Elle est située entre le lobe moyen et le lobe droit, et se trouve engagée dans la substance même de celui-ci. Elle a la forme d'un rein allongé, ayant sa convexité tournée en dehors, tandis que sa concavité adhère au tissu sous-jacent. Elle est petite, proportionnellement au foie, et on peut dire qu'elle n'a pas dans la raie un volume proportionnel. Elle se dirige sur la partie latérale gauche du lobe droit pour se relever vers la partie supérieure gauche, et se prolonger par le canal cholédoque. Doit-on considérer ce réservoir comme une véritable vésicule analogue à celle des autres vertébrés? En examinant sa situation par rapport aux canaux hépatiques, on peut y voir, comme l'a fait Ev. Home (1) pour le *Selache maxima,* « une sorte de dilatation dans laquelle se terminent les canaux biliaires. » Ici le rôle de cette vésicule est bien différent de celui des autres vertébrés. Chez eux, c'est un véritable *diverticulum,* une sorte de réserve de bile qui s'échappe à des moments déterminés. A cet égard,

(1) Ev. Home, *Lect. on compar. anatomy.*, pl. LXIX.

M. Sappey (1) fait la remarque suivante : « A part deux exceptions, elle ne manque, dit-il, que chez les vertébrés dont le régime est exclusivement végétal; elle semble ainsi nous expliquer pourquoi il existe dans tous les reptiles, et la plupart des poissons qui presque tous empruntent leur nourriture au règne animal. En se plaçant à un point de vue général, la bile a d'autant plus de tendance à suivre la voie directe des canaux hépato-cystiques, qu'il occupe un rang plus inférieur. »

DEUXIÈME PARTIE

COMPOSITION DU FOIE

Le foie de la raie se compose de quatre éléments principaux :

1° D'un corps gras.

2° De la bile.

3° De liquide aqueux.

4° D'une matière parenchymateuse constituant la glande proprement dite.

DE L'HUILE DE FOIE DE RAIE

V

SÉLECTION

On appelle, d'une manière générale, *huiles de poissons*, les matières grasses que l'on extrait soit du corps

(1) Sappey, *Traité d'anatomie descriptive*, t. IV. 1873.

entier, soit de quelques organes spéciaux, mais on réserve le nom d'*huile de foie*, au produit employé en pharmacie.

L'huile de foie de raie en particulier peut être retirée d'un grand nombre d'espèces du genre Raja, mais il est facile de comprendre qu'elles doivent réunir certaines conditions. La *Raie blanche*, à laquelle on pourrait ajouter le *Raja Clavata* et *Batis*, les remplissent.

Ces espèces sont très-abondantes, elles atteignent des dimensions souvent considérables, au point que leur foie dépasse souvent 5 ou 6 kilogr. Il faut choisir en outre les sujets qui sont dans la vigueur de l'âge. Chez les jeunes en effet, leurs tissus éprouvent des modifications constantes dans leurs éléments anatomiques, ils acquièrent des propriétés nouvelles. Lorsqu'au contraire ils sont arrivés à l'âge adulte, cette transformation s'arrête, leurs appareils sécréteurs accomplissent normalement leurs fonctions. Le poisson doit être pêché depuis peu de temps : une couleur rosée, une consistance ferme sont l'indice d'un foie sain et bien constitué. Nous pensons enfin que l'on doit s'adresser aux espèces dont on recherche la chair comme aliment.

C'est au commencement de l'hiver, en octobre et en novembre, que l'on doit surtout préparer l'huile de foie de raie : la pêche alors est abondante, et les foies sont plus développés qu'à aucune autre saison. Mais d'après Francis Day (1) la quantité d'huile est dans les Indes presque le triple en automne de ce qu'elle est aux autres moments de l'hiver.

(1) Francis Day, *Report on the Fischeis.*

VI

EXTRACTION

L'huile de foie de raie étant un produit d'origine animale, tous les moyens d'extraction doivent tendre à obtenir le corps gras tel qu'il se trouve dans cet organe. Nous allons exposer les principaux procédés employés jusqu'ici, ils sont applicables à tous les foies de poisson en général.

On peut les grouper de la manière suivante :

I. — Procédé *par fermentation.*

II. — Procédé dit *par expression.*

III. — Procédé *par la chaleur.*

I. Procédé par fermentation

1° *Fermentation et superposition.*

C'est le plus anciennement pratiqué. On dispose les foies de toutes sortes de poissons, souvent même leurs débris, dans des tonnes droites sur leur fond, et placées en plein air sur le bord de la mer. Bientôt la fermentation s'établit, le parenchyme se ramollit, se décompose, noircit en même temps qu'une odeur infecte se dégage. L'eau que renfermait le foie ayant pris en suspension une foule d'impuretés et dissous les matières de la bile, se mélange à l'huile qui est brune-noire; ces liquides restent en contact et s'écoulent ensemble par une ouverture pratiquée à quelques distances du fond. Là elles sont recueillies dans des cuves : l'huile surnage la partie aqueuse : on la décante et l'on expédie dans des tonnes.

2° *Fermentation et coction.*

Les foies, ou les résidus de l'opération précédente, sont jetés dans des chaudières métalliques et chauffées à feu nu : on fait bouillir pendant assez longtemps, et lorsque le tissu glandulaire est suffisamment désagrégé, on exprime au moyen de fortes presses; il s'écoule une huile très-foncée, noire, et qui n'est plus employée par la médecine. En Angleterre, en Norwége et à Terre-Neuve, on l'utilise pour l'industrie.

Les pêcheurs de Shetland font aussi macérer les foies dans l'eau de mer où ils se décomposent. On les soumet à la chaleur et on les exprime. Il est probable que la lixiviation par l'eau salée entraîne la majeure partie des éléments de la bile.

II. Procédé dit par expression

On a affirmé dans un certain nombre d'ouvrages que l'on pouvait obtenir par expression à froid, une huile incolore, presque sans odeur, et pour ainsi dire telle qu'elle se trouve dans l'organe lui-même. Ce procédé consisterait à couper les foies, les placer dans des sacs solidement tissés, et les soumettre à une forte pression. Delattre à cet égard s'exprime ainsi : « J'ai employé tous les moyens possibles pour extraire à froid de l'huile, depuis la presse à vis en fer jusqu'à la presse hydraulique, je n'ai jamais obtenu qu'un mélange huileux de pulpe, de foie, d'eau et d'huile qu'il fallait laisser séparer par le repos, et l'huile avait la couleur noire et l'odeur de l'huile de pêcheurs. » Nous avons répété ce mode d'extraction, et nous sommes arrivés à obtenir un magma dont la séparation de l'huile était très-difficile. On ne peut donc considérer ce procédé comme pratique.

III. Procédé par la chaleur

On eut l'idée en abandonnant le procédé par fermentation d'appliquer la chaleur seule par l'extraction de l'huile. Mais la chaleur du feu peut agir directement sur la bassine, on opère alors à feu nu avec ou sans l'eau pour intermède ; ou bien on peut soumettre les foies à une température moins élevée, comme celle du bain-marie ou de la vapeur : ces divers moyens sont devenus la base d'autant de procédés différents.

1° *Procédé à feu nu avec l'eau pour intermède.*

Vingtrier de Rouen, qui peut-être prépara le premier l'huile de foie de raie pour l'usage de la médecine, faisait bouillir les foies dans l'eau pure : l'huile bientôt surnageait et on la décantait. Ce procédé se pratique encore en Ecosse pour l'huile de foie de morue.

Dans l'Inde, d'après Francis Day, on lave les foies après en avoir enlevé le vésicule, on en fait sortir tout le sang par des incisions, puis on les coupe en assez gros morceaux qu'on place dans un large vase de terre avec une quantité d'eau suffisante pour les couvrir : on expose à une douce chaleur pendant 15 ou 20 minutes, puis on retire du feu et on laisse refroidir : l'huile qui ne tarde pas à surnager est recueillie au moyen de cueillers faites d'une moitié de noix de coco et versée dans de larges terrines vernies.

« On trouve, dit M. Léon Soubeiran, qui a décrit un grand nombre des procédés industriels qui suivent, une petite usine du Nordland où les foies sont placés dans des vases de bois; l'on fait arriver la vapeur directement : on obtient ainsi une huile laiteuse et trouble, dépourvue de mauvais goût, mais à qui l'on reproche d'être privée de ses principes bromurés et iodurés par suite de leur dissolution dans l'eau (1). » On peut ajouter peut-être, que vu la température à laquelle on opère, il doit y avoir un commencement de décomposition de certains éthers gras très-volatils.

2° *Procédé à feu nu sans intermède.*

M. Gobley en 1842 a indiqué un procédé qui consiste à couper les foies de raie après les avoir débarrassés des membranes qui y adhèrent. On les chauffe dans une bassine, et on les remue constamment jusqu'à ébullition. On fait bouillir à une douce chaleur jusqu'à ce que l'huile nage à la surface et soit séparée des grumeaux de matière animale, on jette sur un tissu de laine, on

(1) L. Soubeiran, *Rapport sur l'Exposition internationale des produits et engins de pêche à Berghen.* (*Bulletin de la Société zoologique d'acclimatation.* Paris, 1866.)

comprime et on laisse égoutter pendant vingt-quatre heures. Ce mode d'extraction a l'inconvénient de porter l'huile à une température voisine de 100° c., ce qui peut altérer le corps gras, et faire dégager les produits volatils. Si on attend que toute l'eau ait disparu, ou que l'on exprime fortement, la couleur jaune de l'huile est plus intense.

A ces procédés qui bientôt ne seront plus employés, on en a substitué d'autres basés sur une élévation de température modérée ; nous voulons parler de la préparation au bain-marie.

3° *Procédé au bain-marie.*

En comprimant un foie de raie, on n'en retire pas, avons-nous déjà dit, une huile limpide, mais bien une sorte d'émulsion qui se sépare difficilement. Vient-on, au contraire, à le placer dans une capsule de porcelaine, sur un bain-marie, en chauffant progressivement, l'huile bientôt se sépare. Si l'on a eu soin d'y placer à l'avance un thermomètre, on reconnaît que c'est vers 40 à 45°, que s'opère la séparation du corps gras. Tous les procédés d'extraction doivent donc tendre vers cette température et la dépasser le moins possible. Un grand nombre d'appareils sont basés sur ce fait.

Les Russes, à l'établissement qu'ils ont fondé à Storwaagen (Loffoten) opèrent au moyen d'une chaudière à double fond, enfouie dans un massif en maçonnerie, et chauffent les foies au bain-marie. Ils passent d'abord l'huile obtenue, sur un filtre grossier, formé de morceaux de bois très-rapprochés les uns des autres, et en forme d'entonnoir, et épurent le produit par une filtration lente sur des chausses de laine, portées par un cadre de bois.

On peut rapprocher de ce procédé celui de Delattre. On emploie comme source de chaleur un courant continu d'eau à + 60° c., renfermé dans un thermo-siphon qui entoure et chauffe à + 50° seulement, un large bain de sable. Le bain entretient toujours au même degré l'appareil renfermant les foies, qui est hermétiquement fermé et parcouru pendant toute la durée de l'opération par un courant de gaz acide carbonique. Lorsque l'appareil qui peut contenir 2000 foies est chargé, on chasse l'air intérieur, en mettant en activité le dégagement d'acide carbonique; ce n'est que lorsqu'on s'est assuré qu'il ne sort plus d'air de l'appareil que l'on chauffe le thermo-siphon et que commence la circulation d'eau chaude autour du bain de sable.

Deschamps (d'Avalon) avait proposé le procédé suivant : « Coupez, dit-il, les foies en petits morceaux, mettez-les sur un linge et laissez écouler l'huile. On en obtient peu en suivant ce procédé. Placez les foies coupés dans un vase, abandonnez-les pendant 2 ou 3 jours, suivant la température du local dans lequel vous opérez, ou jusqu'à ce que le sucre qu'ils contiennent ait éprouvé la fermentation alcoolique. Alors chauffez les foies au bain d'eau à + 40° à peu près, dans un vase à large surface jusqu'à ce que l'acide carbonique que la masse renferme se soit dégagé. Nous avons constaté qu'il se dégageait de l'acide carbonique. Versez le tout sur un linge et laissez l'huile s'écouler; lorsque l'huile est passée, on peut la chauffer pendant un quart d'heure au bain d'eau non bouillant, avec de l'amidon, ou bien l'agiter pendant quelque temps avec de l'amidon très-sec. Le procédé par fermentation produit beaucoup plus d'huile que le premier procédé; un point très-essentiel à noter, c'est que le vase qui contient les foies, doit être isolé des parois du bain, et que sa température peut s'élever au plus à 60 ou 70°. Si elle s'élevait à + 90°, l'huile serait plus abondante. L'huile de foie de raie est naturellement colorée en jaune » (1).

Dans certaines contrées au lieu de faire plonger le vase renfermant les foies au sein de l'eau portée à l'ébullition, on a recours, notamment en Norwége, en Angleterre et à Terre-Neuve, à un courant de vapeur d'eau.

A Aalsund, on emploie un appareil à double fond où la vapeur circule. Les foies sont placés dans la chaudière intérieure, et lorsqu'ils ont été suffisamment chauffés, on les jette sur un vase cylindrique dont la paroi supérieure est un entonnoir qui sépare grossièrement l'huile des parties solides. De là elle est portée dans un autre filtre métallique, échauffé à la vapeur d'eau. L'huile s'écoule limpide et est reçue dans des tonneaux.

Par le procédé Hogg, on place les foies dans une bassine chauffée par la vapeur, sa tension est celle de l'atmosphère : ce corps gras coule naturellement et est reçu aussitôt dans un entonnoir muni d'une flanelle, pour passer ensuite dans un récipient où s'opère

(1) Deschamps (d'Avalon), *Compendium de pharmacie pratique*, Paris, 1868.

la séparation du liquide aqueux et de l'huile. Cette dernière est alors mise en tonnes et expédiée en France où elle est soumise à une dernière filtration.

Un Anglais, M. James Young de Glascow a fait construire un appareil à circulation de vapeur et où la filtration s'opère par une série de chausses en laine disposées sous un réservoir métallique.

M. Bouilly emploie une sorte de grande tourie en tôle ayant un foyer séparé qui chauffe de grands récipients à double fond. Au Canada, on établit un générateur, d'où la vapeur est conduite par un tuyau de bois et de plomb dans un vase à double fond ; à mesure que l'huile se produit, elle est reçue dans une tourie où elle se clarifie.

On se sert en Danemark, d'un vase cylindrique à double fond. Dans la paroi du vase intérieur sont percés de petits trous d'où partent autant de tuyaux métalliques qui s'engagent dans des cornues. L'huile s'écoule d'abord par la partie supérieure. On chauffe au moyen de lampes à esprit-de-vin des bouilloires placées sous l'appareil. La vapeur d'eau circule entre les parois des vases et élève légèrement la température : l'huile se sépare, dit-on, vers 40°.

Tels sont les principaux procédés d'extraction au B.M. actuellement employés, ce sont, sans contredit, les meilleurs, et ceux qui doivent être appliqués par l'huile usitée en pharmacie.

VII

CLARIFICATION ET FILTRATION

Quel que soit le procédé d'extraction dont on ait fait usage, lorsque l'huile est séparée du parenchyme, elle se trouve mélangée à un liquide aqueux, très-odorant qui la rend trouble. La clarification de l'huile a donc pour but d'en séparer tout ce qui est en suspension et qui peut en altérer la limpidité.

Ce but a été souvent dépassé : souvent pour cela on a recours aux réactions chimiques : tantôt ce sont des bases énergiques, comme la potasse, la soude que l'on agite à froid avec l'huile; cette dernière devient alors fluide, est à peine colorée et n'a plus d'odeur. D'autres fois, on fait intervenir les acides, la vapeur d'eau quelquefois surchauffée. Nous n'avons signalé ces divers procédés que pour les proscrire : en examinant l'action des acides et des bases sur l'huile de foie de raie, on verra plus loin qu'elles éprouvent des modifications considérables dans leur couleur et probablement aussi dans leur constitution. La vapeur d'eau entraîne avec elle tous les acides volatils odorants, dont la présence semble nécessaire dans ces huiles. Le charbon animal seul ou associé à d'autres substances, et qui paraît d'abord inerme contre l'huile, doit être rejeté depuis que l'on connaît son pouvoir absorbant et son action sur les substances minérales et organiques.

Le caractère de la clarification est d'être purement mécanique, l'huile une fois filtrée, doit être telle, comme composition, qu'elle était avant l'opération. Tout procédé ayant pour but de décolorer l'huile, de la priver de son odeur et de sa saveur produit une altération profonde dans sa composition : il doit être abandonné. On doit clarifier l'huile de foie de raie par repos, décantation et filtration.

Cette huile est reçue dans une cuve de pierre ou de bois sitôt son extraction : là se déposent par ordre de densité les impuretés accidentelles, une matière fluide d'odeur désagréable, et un liquide aqueux que surnage l'huile. A mesure que le repos se prolonge, cette dernière devient de plus en plus limpide, sans toutefois être transparente. Il flotte en effet, au sein du corps gras, une matière floconneuse, qui est de la margarine. Ce dépôt se produit pendant assez longtemps. On passe alors à des intervalles de 15 à 20 jours sur une flanelle après avoir décanté d'abord la couche huileuse.

L'huile ainsi obtenue est soumise à la filtration. Nous avons essayé pour cela un grand nombre de corps ; tous, sous l'épaisseur de 10 centimètres, et avec le même degré de tassement, nous ont donné des résultats à peu près identiques. Nous citerons : la laine et le coton tissés disposés en rondelles superposées, la paille hachée et lavée, la mousse sèche et le sable de mer. Ces différents filtres peuvent être employés isolément ou associés entre eux. On filtre au papier, après l'avoir olifié afin de retenir l'eau qui pourrait rester dans le liquide. Ce procédé, plus dispendieux que tout autre, a l'avantage de donner une huile d'une transparence parfaite.

Comme on opère en grand, on peut employer avec avantage le dispositif de MM. Bonnaterre et Deville-poix. La pointe du cône renversé d'un filtre ordinaire est remplacée par l'arête sommet d'un prisme triangulaire, et les plis par une surface placée sur des nervures isolantes. Ce filtre présente une très-grande surface, et le commerce fournit un papier sans fin fait à la mécanique, et d'une largeur suffisante, pour permettre de filtrer à la fois une grande quantité d'huile.

En Norwége, en Hollande, au Danemark, on a des filtres métalliques à doubles parois, où circule un courant de vapeur, l'huile est plus fluide et s'écoule plus facilement, mais cette élévation de température n'empêche pas à la longue la margarine de se déposer : il faut donc de temps en temps répéter cette opération.

C'est dans le but de prévenir ce dépôt ultérieur dans les huiles en général, que M. Payen avait proposé il y a longtemps déjà le procédé suivant : On les chauffe au bain-marie dans des chaudières profondes, puis on les soumet à un refroidissement lent jusqu'à 12 ou 15 degrés centigrades. Par le repos, il se sépare une matière qui se précipite, et l'huile surnageante est décantée.

En Angleterre, selon Garrod, après avoir filtré l'huile, on l'expose à une température inférieure à 50 degrés Fahrenheit, afin de précipiter les cristaux de margarine. D'autres fabricants, MM. Taylor, congèlent l'huile dans le même but.

On purifie au Canada les huiles en les agitant avec du sel marin : celui-ci précipite les matières en suspension.

Jusqu'ici nous n'avons rien dit des résidus de foie de raie. Cependant ils contiennent une quantité notable d'huile. On les introduit, au sortir du vase où on opère, dans des sacs de toile, de laine croisée, que l'on peut envelopper d'un carré de crin relevé sur ses quatre côtés. On soumet simultanément plusieurs de ces sacs à la presse. Ils doivent être comprimés d'une manière progressive, sans quoi ils seraient facilement crevés. Il s'écoule alors une huile plus trouble que la première, mêlée de beaucoup d'eau et de parenchyme, et dont la séparation est difficile. La quantité d'huile que l'on en retire est assez grande, mais ne doit pas être mélangée à la première, dont elle fonce la teinte. L'écoulement sur une étoffe de laine, avec légère expression, permet d'obtenir une grande partie de l'huile et est suffisant.

En résumé : extraction de l'huile au B.-M., expression légère des résidus, filtration, tels sont les procédés généraux que l'on doit appliquer à la préparation de l'huile de foie de raie et des autres poissons en général. Ces procédés ont été admis par le *Codex* de 1866. Le formulaire légal s'exprime ainsi :

Foies récents. . . . . T. V.

« Débarrassez-les des membranes qui y adhèrent, coupez-les et faites-les chauffer au B.-M. dans une bassine étamée, en remuant continuellement jusqu'à ce que l'huile vienne à la surface. Passez alors avec une légère expression à travers un tissu de laine; abandonnez l'huile à elle-même pendant quelques jours, et frottez-la au papier. L'huile ainsi obtenue est d'une couleur légèrement ambrée. »

La *Pharmacopée anglaise* ne parle que de la température à laquelle doit être portée l'huile : elle ne doit pas dépasser 180° F. : « *The oil extracted from the fresh liver, by the application of heath non exceeding* 180° (1). »

Le procédé de préparation ne figure point dans la *Pharmacopée norwégienne* : elle se contente d'indiquer les qualités que doit réunir l'huile : « *Oleum ex hepate piscium recenti paratum. Sit omnino limpidum, flavidum, non rancidum* (2). »

Le formulaire légal d'Autriche prescrit le foie récent. L'huile doit exsuder naturellement et être obtenue en élevant légèrement la température. Elle ne doit être ni trouble ni rance : « ex hepate recenti... sponte fluens vel leni calore obtentum... Ne sit rancidum, neve turbidum (3). »

VIII

VARIÉTÉS COMMERCIALES

Les variétés commerciales de l'huile de foie de raie sont peu nombreuses : il n'existe pas d'huile noire et même brune. Elle est ordinairement jaune, plus ou moins pâle, selon le procédé que l'on a employé pour l'obtenir.

(1) *Britsch pharmacopœia*, 1867, page 225.

(2) *Pharmacopoœa Norvegica*, 1873, *p.* 157.

(3) *Pharmacopoœa austriaca*, 1869, page 148. *Editio sexta*

L'huile *jaune d'or rutilant* est fournie par l'ébullition des foies et expression. C'est celle que l'on obtient dans les Indes, sur les bords de la Méditerranée et principalement en Algérie, en Norwége. On la mêle d'habitude aux huiles de poisson ou de foie de morue.

L'huile *jaune d'or* est obtenue au B.-M. par des procédés variés. C'est la plus commune. On la prépare dans quelques villes du littoral de la Belgique, et, en France, dans plusieurs grands ports de pêche de l'Océan.

Enfin, on en obtient une troisième, *jaune d'or pâle,* au moyen de l'ébullition dans l'eau.

Les premières donnent la coloration caractéristique indiquée par M. Gobley, la troisième ne la fournit pas. Cela tient à ce que l'eau qui sert d'intermède a dissous les principes biliaires qui accompagnent toujours l'huile lorsqu'elle est préparée au B.-M. ou à feu nu.

IX

PROPRIÉTÉS GÉNÉRALES

§ I. — *Propriétés organoleptiques.*

L'huile de raie obtenue par le procédé que nous venons de décrire se présente sous l'aspect d'un liquide d'une fluidité remarquable, ayant une saveur particulière, ne laissant au goût aucune sensation d'âcreté ou d'amertume. Son odeur est franche et non désagréable rappelant celle du poisson récemment pêché.

Elle est d'une limpidité et d'une transparence parfaite,

sa couleur est jaune-ambrée, et nous semble due en partie à la matière colorante de la bile qu'elle tient en dissolution. En effet, si avant de soumettre le foie à une légère élévation de température, on le débarrasse de la vésicule biliaire après en avoir fait écouler le liquide, et si l'on chasse des plus gros conduits celui qu'ils contiennent, par des injections répétées d'eau pure, on obtient une huile blanche verdâtre à peine colorée. D'autre part, la couleur de l'huile varie d'intensité selon les espèces de Raie employée : la R. Batis, Cinerea, Clavata, donnent une matière grasse plus pâle que la R. Pastinacea.

§ II. — *Propriétés physiques.*

Comme tous les corps gras, l'huile de foie de raie fait une tache persistante sur le papier. Sa densité est 0,927 à l'oléomètre de Lefebvre.

Influence de la température. — A la température ordinaire, à + 15° par exemple, elle est limpide et fluide; à + 10° elle commence à se troubler et devient plus épaisse; vers 0°, la margarine et la stéarine sont solidifiées et il ne reste que l'oléine liquide, à — 12° elle est prise complétement en masse. Si on élève graduellement sa température, de jaune d'or elle devient jaune pâle; en dépassant 180°, elle brunit et se décompose en donnant des produits âcres et irritants.

Action de l'eau distillée. — Agitée avec de l'eau pure, elle surnage au bout de quelque temps un liquide trouble; blanchâtre, à réaction acide, ayant l'odeur de l'huile. Si on décante le corps gras, en agitant l'eau avec de l'éther, celui-ci par l'évaporation cède quelques traces de matière grasse. Le liquide aqueux a dissous comme nous le verrons plus loin, des principes biliaires. La liqueur de Fehling n'accuse aucune trace de glycose : les réactifs de l'iode n'y décèlent point sa présence.

Solubilité. — Elle est soluble dans un grand nombre de dissolvants :

		à froid.	à l'ébullition
100 gr. d'alcool à 89° c. dissolvent		1,5	14,5
100 gr. d'éther	—		88 »

Avec le chloroforme, le sulfure de carbone, la benzine, elle est miscible en toutes proportions.

Elle dissout aussi un grand nombre de composés minéraux et organiques; nous citerons particulièrement l'iodoforme, dans la proportion de 50 : 1000; le chloral, l'oxalate de fer, le phosphate de soude, l'iodure et le bromure de potassium.

Elle peut dissoudre encore le phosphate de chaux, le sous-acétate de cuivre, le benzoate de fer et quelques alcaloïdes.

§ III. — *Propriétés chimiques.*

Récemment obtenue, elle est neutre; mais quand elle est préparée depuis quelque temps, elle possède une réaction légèrement acide, qu'elle doit sans doute à la mise en liberté des principes gras volatils. Exposée à l'air libre, elle s'épaissit et devient siccative, en même temps son odeur propre s'exalte.

Action du chlore. — En 1839, M. Fauré (de Bordeaux) proposa de faire usage du chlore pour rechercher la pureté des huiles. Il s'exprime ainsi dans son Mémoire : « Il m'a fallu, dit-il, chercher un agent spécial dont l'action sur elles fût très-marquée et peu apparente au contraire sur les huiles végétales. Le chlore à l'état de gaz a dépassé mes espérances et complété mes moyens d'investigation. En effet, un courant de ce gaz dégagé pendant quelques moments dans une huile blanche végétale, la décolore légèrement ou n'altère pas sensiblement sa couleur, tandis que le même gaz, dégagé dans une huile blanche animale, la colore instantanément en brun : et cet effet augmente graduellement jusqu'à la rendre noire. »

L'huile de foie de raie ne figure pas dans le tableau des réactions chimiques que présentent les huiles avec le chlore, et qu'il a dressé lui-même ; mais d'après MM. Girardin et Preisser, elle conserve sa couleur jaune même après une demi-heure d'action.

Cette réaction a été donnée par ces chimistes, comme caractéristique et leur a permis de distinguer l'huile de foie de raie de l'huile de foie de morue. Cependant, si l'on veut se servir de ce procédé, on n'arrive pas à des résultats aussi certains que l'on pourrait le supposer.

L'on ne peut d'abord soumettre au courant de chlore une huile quelconque de foie de morue. La brune, la blonde, la blanche du commerce, donnent des réactions toutes différentes entre elles. L'huile de foie de raie est encore brune lorsque les deux premières sont déjà noires ; mais cette modification n'a rien de rigoureux, et les actions du chlore ne sont comparables qu'autant que les deux huiles sont pures et de couleur à peu près identique. En prenant les huiles préparées au bain-marie, nous avons eu recours au mode suivant.

On fait passer deux courants de chlore pur au moyen de deux tubes traversant le bouchon du flacon laveur, dans deux flacons contenant chacun 90 gr. d'huile environ. Ces derniers sont disposés de telle sorte que la pression extérieure fasse toujours équilibre dans les deux cas à la pression de l'appareil à dégagement. La sortie du gaz ne doit pas être tumultueuse. On remarque au bout d'un quart d'heure environ un changement de teinte dans les deux liquides. L'huile de foie de raie de jaune d'or devient jaune pâle, l'huile de foie de morue prend une teinte un peu plus foncée. On peut saisir cette différence, en approchant de chacun des flacons un tube à essai plein d'huile primitive. Les flacons s'échauffent, et il se dégage, outre le chlore, de l'acide chlorhydrique. Bientôt les deux huiles deviennent brunes puis noires. Si on supprime le courant du chlore, et si on laisse les flacons à l'air, ils renferment une huile d'une odeur désagréable, visqueuse, à reflets verdâtres, et d'une couleur dans les deux cas à peu près identique.

ACTION DES BASES

L'ammoniaque agitée avec l'huile de foie de raie donne un savon jaune-serin, homogène, soluble dans l'eau. Avec la solution de potasse caustique on obtient un savon jaune-orangé, devenant jaune-brun, moins homogène que celui d'ammoniaque. La soude donne à froid un savon jaune-citron. En opérant à l'ébullition (5 vol. huile, 1 vol. soude à 1,134), on obtient une coloration jaune-brun. La chaux, l'oxyde de plomb la saponifient.

ACTION DES ACIDES

Acide sulfurique.

L'acide sulfurique donne deux sortes d'indications, suivant qu'on observe l'élévation de température, ou les diverses colorations qui se produisent.

Élévation de température. — Lorsqu'on mélange une huile quelconque avec de l'acide sulfurique, il y a une élévation de température variable suivant les huiles. M. Maumené, en 1852, M. Fehling, en 1854, mirent à profit cette observation pour s'assurer de la pureté de certaines huiles. En mêlant 50 grammes d'huile de foie de raie avec 10 centigrammes d'acide concentré, au moyen d'un thermomètre employé comme agitateur, on observe en deux minutes une élévation de température de 102 degrés.

Coloration. — M. Gobley a fait connaître le premier la réaction que l'on obtient en versant de l'acide sulfurique sur l'huile de foie de raie. « Si l'on verse, dit-il, un gramme d'huile avec une goutte d'acide sulfurique concentré, il se développe une belle couleur violette. Cette couleur passe au rouge après quelques instants.

L'huile préparée par ébullition dans l'eau ne présente pas cette propriété. »

Heydenreich, de Strasbourg (1848), reprit ce procédé en employant 10 gouttes d'huile et une goutte d'acide sulfurique à 66°. M. Penot indique 20 gouttes d'huile dans une capsule de porcelaine, et ajoute une goutte d'acide. M. Q. F. Clarke, une goutte d'acide et 25 gouttes d'huile.

Si l'on répète cette réaction, la coloration est différente, selon que l'on agite ou non le mélange.

On prend un verre de montre reposant sur une feuille de papier blanc. On y verse 10 gouttes d'huile, et on y fait tomber une goutte d'acide sulfurique. Aussitôt on remarque un sphéroïde grisâtre devenant lenticulaire et qui gagne le fond du verre. Au centre se montre un point rouge-foncé qui s'élargit et constitue un cercle rouge-foncé sur un fond rouge. En même temps il se produit à la surface un réseau très-délié de couleur pourpre. Les deux cercles ont leurs bords bien tranchés. Pendant dix minutes, leur couleur persiste, mais bientôt après elles se confondent. Si alors on agite le mélange, il devient limpide et passe par les couleurs du rouge, rouge-violet, violet, cramoisi, peu à peu la teinte s'affaiblit, perd de son éclat et devient brune.

En agitant le mélange, dès que l'on a déposé la goutte d'acide, il passe par toute la série de couleurs que nous venons d'indiquer en dernier lieu.

Acide sulfurique et sulfure de carbone.

On prend : huile, 1 goutte ; acide sulfurique, 1 goutte ; sulfure de carbone, 10 gouttes ; en agitant sur un verre de montre, on voit le mélange prendre une coloration violette.

Acide sulfurique et acide azotique.

On fait un mélange à poids égaux des deux acides. On emploie 10 grammes du mélange pour 10 grammes d'huile. Il se produit une coloration rose-rouge, rouge-brun, rouge-brun foncé. Avec 1 volume d'acide et 5 d'huile, par l'agitation on obtient une coloration rouge-brune persistante pendant 15 minutes, ayant une couleur analogue au sirop de ratanhia. D'après M. Danjou, 5 grammes d'acide azoto-sulfurique avec 2 grammes d'huile de foie de raie pasténaque donnent une coloration vert-olive. Il ne nous a pas été donné de pouvoir vérifier cette réaction.

Acide azotique.

L'acide azotique donne des réactions très-sensibles et assez uniformes.

Si l'on prend un tube gradué contenant 24 volumes d'huile et 1 de réactif, par l'agitation on obtient une couleur passant au jaune-brun et se troublant. Vient-on au contraire à employer 24 volumes d'acide pour 1 d'huile, on obtient une coloration rose persistante.

2 gouttes d'huile et 5 d'acide azotique donnent une

couleur rosée à l'acide. Si l'on met dans une capsule de porcelaine 24 gouttes d'acide et 1 d'huile, on obtient par l'agitation une couleur rosée qui passe bientôt au rose-rouge et qui persiste. Cette coloration est due aux acides et aux matières colorantes de la bile, car les huiles extraites du tissu adipeux des poissons n'offrent pas cette réaction.

Acide hypoazotique.

Sous son influence, l'huile de foie de raie éprouve une coloration particulière, on emploie la solution suivante :

Mercure pur... $6^{gr},8$.
Acide azotique à $1^{gr},42$ 35

On laisse la combinaison se produire d'elle-même, et on en fait usage 30 minutes après sa préparation. On opère avec 4 cc. d'huile et 3 de réactif, et on agite le tout dans un tube d'une assez grande longueur. On obtient ainsi une couleur vert-pomme qui passe au jaune-vert, puis bientôt se boursoufle et devient jaune-orangé.

Acide phosphorique sirupeux.

Si l'on verse quelques gouttes de cet acide dans 2 centimètres cubes d'huile, on obtient à froid une émulsion jaune d'or, puis orangé clair. — A chaud on obtient une coloration jaune-orangé foncé puis rouge au centre ; il se produit une mousse vert sale.

Nitrate acide de mercure.

En prenant 3 parties d'huile pour 2 de réactif, par l'agitation on a une décoloration presque complète : puis la coloration devient jaune-pâle, il se forme un précipité grumeleux de même couleur. Par l'addition de l'acide sulfurique, on a une coloration orangé-brune, passant par l'agitation au brun-clair acajou.

Chlorure de zinc sirupeux.

Avec ce liquide, d'après M. Château, on obtient à froid une émulsion jaune-rougeâtre pâle, à chaud une coloration jaune-verdâtre passant au brun-verdâtre et l'orangé brun-clair. Nous avons eu à froid une émulsion jaune-verdâtre sale, à chaud une couleur jaune pâle se décolorant et devenant grise.

Bichlorure d'étain fumant.

5 gouttes versées dans 20 gouttes d'huile donnent une coloration bleue-violacée intense, devenant par l'agitation violet rouge et rouge ponceau : cette teinte passe à l'orangé rouge-brun, puis au jaune-verdâtre, et pendant tout ce temps s'épaissit rapidement et devient solide et filandreuse.

Sulfure de calcium.

On l'obtient, au moment de l'employer, en faisant bouillir un lait de soufre sublime avec un autre lait de chaux. Au bout d'une demi-heure d'ébullition, on filtre.

On opère dans un tube à essai; par l'agitation à froid avec l'huile (huile et sulfure de calcium P. E.), on obtient un savon très-homogène d'un beau jaune-orangé, il passe ensuite au jaune d'or et au jaune paille-pâle.

X

COMPOSITION

Les corps gras neutres naturels sont des glycérides, c'est-à-dire des mélanges d'éthers susceptibles de se dédoubler en acides, que l'on isole par la saponification, et en un alcool triatomique, la glycérine. M. Chevreul, le premier, envisagea ainsi la constitution des corps gras; M. Berthelot est venu confirmer cette idée d'une manière irréfutable par la synthèse. Ce savant est parvenu à reproduire non-seulement les corps gras neutres, mais ce procédé a été le point de départ de nombreux corps gras artificiels et nouveaux, en combinant la glycérine avec les acides minéraux et organiques.

Les analyses des huiles de foie de poisson, en général, exigent beaucoup de soins et de précautions : elles sont très-délicates. Le procédé d'extraction du corps gras, la nature de l'espèce qui le fournit, et même, d'après Delattre et Gérardin, l'époque à laquelle ces poissons sont pêchés, peuvent influer sur ce résultat; « si l'on joint à cela, dit Soubeiran, la difficulté que l'on éprouve à dégager les corps de la grande quantité de matière qui les accompagne, » on pourra expliquer cette diversité dans les résultats obtenus.

Depuis Vauquelin, qui donna une première analyse de l'huile de foie de raie, Stein a signalé la présence de l'iode. M. Gobley a dosé ce métalloïde et constaté que cette matière en renfermait 0 gr. 25 par 1000, mais l'analyse la plus récente est de Delattre; il donne les chiffres suivants :

Oléine.	986, 945
Margarine.	11, 017
Chlore.	1, 125
Iode.	0, 185
Brome.	0, 039
Soufre.	0, 165
Phosphore.	0, 286
Perte.	0, 241

D'après M. Personne, les huiles de foie de raie ne renferment aucune trace de phosphore; les huiles dans lesquelles ce corps a été trouvé le contenaient à l'état de phosphate de chaux provenant du parenchyme hépatique que l'huile tenait en suspension.

Deux substances ont attiré notre attention dans l'huile de fois de raie; la bile et l'iode.

Les éléments de la bile ne figurent pas dans les résultats qu'a donnés Delattre : cependant ils existent. Pour déceler leur présence, nous mettons en contact P. E. d'huile et d'eau distillée froide et on agite de temps en temps. Puis on décante l'huile qui surnage ; on filtre sur un papier humecté : l'huile obtenue semble un peu plus pâle. Le liquide aqueux est limpide, odorant. Si on l'agite avec de l'éther à 65°, celui-ci abandonne quelques traces de matière grasse après l'évaporation. L'eau tient en dissolution des acides et des matières colorantes biliaires. Pour cela, on évapore le liquide sur une capsule au B. M. et à siccité, après y avoir fait dissoudre un peu de sucre de canne, et on touche le fond avec un agitateur trempé dans l'acide sulfurique pur et concentré. Il se développe une coloration violette.

XI

RECHERCHE ET DOSAGE DE L'IODE.

Dans les divers procédés que l'on a employés jusqu'ici pour isoler l'iode de son association avec les corps gras d'origine animale, l'on a eu recours à la saponification par la potasse. Mais il est très difficile d'obtenir cet alcali exempt d'iodure : c'est probablement ce qui a fait émettre des doutes sur l'existence de ce métalloïde dans les huiles dont il s'agit.

Afin de nous mettre à l'abri de cette cause d'erreur, nous avons eu recours à la saponification par la chaux. Nous nous sommes guidé dans cette opération sur le *modus faciendi* indiqué par M. O. de Beck, de Bruxelles, pour la préparation d'un savon calcaire.

1° *Saponification*. — L'on prend de la chaux grasse aussi pure que possible, on la délite et on la lave à plusieurs eaux afin de la priver par lévigation des matières étrangères plus denses. On réunit les divers liquides, et on jette le dépôt sur une toile serrée et que l'on exprime fortement. Le résidu est bien desséché dans une capsule de porcelaine. On laisse refroidir, on pulvérise, et on passe sur un tamis aussi fin que possible.

On prend :	Chaux :	620 grammes.
	Huie de foie de raie :	500 —
	Eau distillée :	1700 —

On délaie la chaux dans deux fois et demie son poids d'eau bouillante, et on en forme un lait que l'on maintient à l'ébullition.

D'autre part, on mélange l'huile à 200 grammes d'eau bouillante dans une capsule de porcelaine de 8 litres environ, et on agite immédiatement au moyen d'une spatule de bois. L'huile s'émulsionne : on chauffe alors modérément au moyen d'un fourneau à gaz. On ajoute par fractions le lait de chaux que l'on a maintenu bouillant, en ayant soin de remuer continuellement la masse. Elle prend l'aspect d'une pâte molle, blanchâtre, parsemée de cercles huileux. On porte à l'ébullition en agitant toujours : la saponification s'effectue peu à peu, la masse devient jaunâtre, puis bientôt se sépare du liquide qui la baigne. L'opération doit être continuée sans interruption jusqu'à ce que la masse ait pris une consistance ferme et homogène. Toute la chaux et l'huile sont alors combinées. On laisse refroidir, on décante l'eau-mère, on lave à grande eau en divisant la masse au moyen de la spatule, on décante de nouveau, et on évapore l'eau interposée sur un feu doux.

2° *Calcination du savon.* — On chauffe au rouge un creuset neuf de 500 cc. environ : on y projette alors par petites fractions 300 grammes de savon calcaire en ayant soin de le recouvrir aussitôt. Des produits gazeux d'une odeur très-désagréable se dégagent : la masse se boursoufle à chaque fois. Quand le tout a été calciné, et chauffe encore pendant quelques instants, puis on laisse s'éteindre le feu. On retire le creuset refroidi, on on y trouve une matière de couleur grise et friable. Le résidu pèse 141 gr. 5. Il est pulvérisé finement dans un mortier de porcelaine et la poudre que l'on en obtient est soumise à la lixiviation.

3° *Recherche de l'iodure.* — On délaie cette matière dans 500 gr. d'eau distillée chaude, puis on fait digérer le tout pendant un quart d'heure environ en agitant de temps en temps. On laisse reposer, on décante le liquide qui surnage. On répète trois fois la même opération, et les liquides sont réunis. Le résidu de la capsule est jeté sur un filtre. On y verse à 5 reprises différentes 100 grammes d'eau distillée chaude, en laissant le liquide en contact pendant une demi-heure au moyen d'un entonnoir à robinet. Ces eaux de lavages sont réunies au premier liquide et on filtre le tout.

Cette solution est additionnée de 12 grammes de carbonate de potasse provenant de la calcination du sel d'oseille, et soumise à une évaporation lente dans une capsule en porcelaine sur un feu très-doux ; nous avons mis en pratique les observations faites par notre savant professeur, M. Chatin, à l'occasion de ses recherches chimiques sur l'iode dans les eaux de Vals. Quand le liquide est suffisamment concentré, on le fait évaporer dans une capsule de porcelaine plus petite et à une température peu élevée. On obtient un résidu d'une couleur jaunâtre. On triture alors la matière dans la même capsule au moyen d'un petit pilon d'agate, et on le délaye dans 5 grammes environ d'alcool à 85°; on verse le tout au moyen d'un agitateur dans une fiole de 90 grammes, on lave la capsule et le pilon avec 10 grammes de même alcool qu'on réunit au précédent, on bouche et on agite pendant quelques minutes; on laisse reposer pendant un quart d'heure environ et on décante dans une petite capsule. La même substance est agitée à deux reprises différentes avec 15 grammes du même alcool, et est jetée sur un petit filtre. On lave à plusieurs fois avec de l'alcool au même degré, on réunit le tout dans une capsule placée au-dessous du filtre, et on soumet à l'évaporation à siccité, après avoir ajouté à l'alcool un volume d'eau égal au sien. On calcine et on obtient un résidu qui se présente sous la forme d'une légère couche blanchâtre sur les parois de la capsule. On la laisse refroidir, et on y verse 5 centigrammes d'eau distillée; on les promène dans l'intérieur pour produire la dissolution de l'iodure, et on verse dans un tube à essai, on lave la capsule à deux reprises avec 5 centigrammes d'eau distillée, et les deux liquides sont réunis au premier.

Dosage. — On y fait tomber alors, au moyen d'une pipette graduée, 5 grammes de benzine pure, puis 3 gouttes d'acide azotique et 10 gouttes d'acide sulfurique. On ferme avec un bouchon de liége et on agite.

Au bout de quelques secondes la réaction est produite, l'iode est mis en liberté et vient se dissoudre dans la benzine, à laquelle il donne une coloration rosée.

D'autre part, nous préparons une dissolution d'iodure de potassium dans l'eau distillée, avec $0^{gr},05$ pour 500 grammes, de telle sorte que 10 grammes contiennent 1 milligramme d'iodure. Cette solution est introduite dans une burette de Mohr, et on en fait écouler 10 grammes dans un tube à essai ; on y verse 5 gr. de benzine, 3 gouttes d'acide azotique et 10 gouttes d'acide sulfurique. La benzine se colore, mais la teinte n'est pas aussi foncée que la première, il faut $27^{cc},4$.

$27^{cc},4$ de la solution titrée renferment donc une quantité d'iode telle, qu'elle colore de la même manière que dans le premier cas, 5 grammes de benzine. On arrive par le calcul à déterminer la quantité d'iode pondérable.

$$\begin{array}{cc} & \text{milligr.} \\ 136, & 2,74 \\ 1000, & x \end{array}$$

$$x = \frac{2,74 \times 1000}{136} = \overset{\text{milligr.}}{20,14}$$

1000 grammes d'huile de foie de raie renferment don la même quantité d'iode pur que 20 milligrammes, 14 d'iodure de potassium.

Par le calcul des équivalents, on trouve $0^{gr},0154$. L'huile de foie de raie contiendrait par le procédé que nous avons employé $15^{milligr},4$ d'iode évalué à l'état de métalloïde, par 1000 grammes.

XII

§ I. — BILE.

Le rôle du foie est double : il enlève au sang revenant de l'intestin par la veine porte, les matériaux inutiles et nuisibles à l'entretien de la vie : c'est de plus chez la raie un organe qui fabrique à la fois, la bile, une substance glycogène et la matière grasse.

En crevant la vésicule biliaire, il sort un liquide transparent, de couleur jaune-orangé, n'ayant pas d'odeur, et légèrement alcaline.

Elle renferme : 1° de l'*eau;* 2° de la *mucine*, sous forme de filaments gélatineux, précipitable par l'alcool concentré en excès ; 3° une *matière soluble* dans l'éther et le chloroforme ; 4° des *acides biliaires* que l'on reconnaît par le réactif Pettenkofer. On élimine pour cela les matières albuminoïdes par l'alcool, on filtre, on évapore au bain-marie à siccité. Une odeur de trimétylamine se répand dans l'endroit où l'on opère. On reprend le résidu par l'eau distillée, et on chauffe à 60 ou 70° dans un tube à essai : de l'acide sulfurique concentré y est versé, et par l'agitation on obtient une coloration rouge, puis violette persistante ; 5° des *matières colorantes :* la réaction Gmélin en décèle la présence. On opère dans un tube à essai en y versant de l'acide azotique nitreux : après quelques minutes, et en imprimant de légères secousses, on voit apparaître de haut en bas une série de colorations où dominent surtout la teinte *verte* et la teinte *violette*. La présence des acides et des matières colorantes de la bile dans les huiles de foie de poisson est le point de départ des réactions chimiques que l'on aproposées pour les distinguer entre elles. Ajoutons que l'urée a été signalée dans la bile de tous les poissons.

§ II. — LIQUIDE AQUEUX

Si l'on superpose des foies coupés, dans une grande éprouvette, et si on les expose aux rayons solaires, au bout de quelques jours on remarque à la surface une faible quantité de matière grasse, puis vient le tissu parenchymateux, et enfin à la partie inférieure, un liquide aqueux, trouble et d'une odeur particulière.

La composition de ce liquide est très-complexe : on y trouve d'abord une substance isomère de l'amidon végétal, l'ichtyoglycine qui constitue la matière glycogne hépatique des poissons. L'existence d'une matière sucrée fournie par le foie, est un fait acquis aujourd'hui à la science. M. Claude Bernard, qui a jeté un si grand jour sur cette question, a prouvé par de remarquables expériences que le foie renfermait du sucre de glycose, et que c'était cet organe qui le fabriquait. La matière qui le produit, est une substance de nature amylacée, qu'il a nommée matière glycogène et qui est encore connue sous le nom d'amidon animal. Elle est accompagnée d'un ferment particulier qui produit sa transformation.

MM. Berthelot et de Luca ont démontré (1) que c'était

(1) *Gaz. méd. de Paris*, 1859, n° 41.

réellement du sucre de raisin, en produisant la combinaison caractéristique avec le chlorure de sodium.

La même cellule élabore-t-elle la bile et la matière sucrée, ou bien le foie se compose-t-il de deux organes distincts, l'un produisant le sucre et constitué par des cellules hépatiques, l'autre destiné à sécréter la bile? L'une et l'autre idée a été défendue par des hommes éminents; quoi qu'il en soit l'existence du sucre dans le foie est incontestable. On le retrouve non-seulement chez les vertébrés, mais même chez quelques mollusques. Il faut donc s'attendre à en trouver dans le foie de la raie : l'observation confirme cette idée.

Cette proportion est faible dans la cellule vivante; cependant M. Claude Bernard a constaté sa présence, quand le poisson avait été pêché au moment de la digestion. Il n'a pu la doser, mais la fermentation alcoolique de la décoction ne laisse aucun doute à cet égard. On se rend compte de son existence de la manière suivante : On choisit un foie sain, non lavé et frais. On le coupe en morceaux, et on le chauffe dans une capsule en ajoutant un peu d'eau. Lorsque le tout a été porté à l'ébullition pendant quelque temps, on passe sans expression sur un linge et on filtre sur une feuille de papier préalablement humectée d'eau distillée. Il s'écoule un liquide trouble, grisâtre, que plusieurs filtrations sur papier double ne clarifient pas. Il a une odeur de triméthylammine fortement accusée. On concentre la liqueur au bain-marie et on la chauffe dans un tube à essai avec de la potasse caustique : elle brunit. On en traite une autre partie par la liqueur de Fehling qui avant l'essai doit être restée limpide et bleue après l'ébullition. Le mélange se trouble et au bout de quelques instants, le précipité jaune caractéristique d'hydrate d'oxyde de cuivre apparaît.

La production de glycose est indépendante de toute action vitale : c'est le résultat d'une réaction chimique. MM. Poiseuille et Lefort qui ont fait le dosage du glycose dans le foie des poissons de mer ont trouvé une moyenne de 0 gr. 5 à 1,50 pour 100 de matière employée. D'autre part, M. Claude Bernard a observé que l'altération du foie amenait la destruction des cellules hépatiques et que par là même le quantité de sucre diminuait. Cette décomposition putride se fait chez les raies bien plus promptement que chez les autres poissons, aussi ne faut-il employer que des organes encore récents.

Outre l'ichtyoglycine, ce liquide renferme une foule de produits dont la nature est difficile à déterminer. Il a une odeur piquante et désagréable qui augmente à mesure qu'on élève sa température : elle est due probablement à un grand nombre d'éthers gras dont le point d'ébullition est peu élevé, et parmi lesquels on a reconnu la trivalérine. Plusieurs filtrations successives ne peuvent le rendre limpide. Comme les autres liquides provenant des foies de poisson en général, il renferme des sels et acides minéraux et organiques. Il est susceptible de donner au bain-marie un extrait homogène d'une couleur variable, d'une saveur salée. Mais ce dernier produit est loin d'avoir une composition constante : car l'état de fraîcheur du poisson, son âge, l'état de santé de l'organe, sa décomposition plus ou moins avancée, le liquide qui le baigne et où il a séjourné, la température à laquelle il est soumis, influent sans aucun doute sur sa composition, et jusqu'ici il n'a pas reçu d'application médicale sanctionnée par l'expérience : dans tous les cas, il ne peut être substitué à l'huile elle-même.

XIII

DES MOYENS DE RECONNAITRE L'HUILE DE FOIE DE RAIE

En faisant agir sur l'huile de foie de raie certains acides, des bases énergiques, nous avons vu se produire des réactions qui par la pratique deviennent assez faciles à saisir. L'on serait porté à croire qu'elles permettent de différencier du premier coup ce corps gras des autres huiles animales : il n'en est rien. Si l'on applique en effet ces réactions à l'huile de foie de morue, de foie de squale, elles donnent lieu à des résultats à peu près identiques : joignons à cela l'addition d'huiles étrangères qui viennent souvent masquer les résultats ou les atténuer, et l'on comprendra pourquoi il est si difficile de distinguer ces divers corps gras.

Un grand nombre de réactions, de méthodes ont été indiquées pour arriver à la détermination des huiles extraites du foie des poissons : la plupart de ces procédés sont défectueux : beaucoup sont basés sur des différences de teintes tellement fugaces que la personne la mieux exercée arrive difficilement à les saisir, un grand nombre d'autres ont été établies d'après des huiles dont l'origine n'était point authentique, quelques-unes seulement peuvent être admises.

Laissant donc de côté toutes les réactions et les procédés qui ne nous ont pas paru probants, nous indiquerons ceux auxquels on peut se rapporter avec assez d'assurance.

1° *Moyens physiques.* — De tous les caractères que nous fournissent nos sens, la couleur, le goût, l'odeur, peuvent être d'une grande utilité. Tandis que l'huile de foie de morue est *vert-doré*, l'huile de foie de squale *jaune-pâle*, l'huile de foie de raie est *jaune-d'or*. Elle possède une saveur particulière, ce que les Anglais appellent le *flavour*, et qui impressionne la sensation du goût d'une manière bien différente des autres huiles.

Elle a une odeur propre, qui s'exalte par une légère élévation de température. On saponifie par une solution de potasse caustique au 1/10, on agite et on laisse reposer sans déboucher, au bout de quelques instants on débouche et on sent l'odeur de trivalérine si l'on a affaire à l'huile de foie de raie. Si elle n'était pas perçue, on mettrait le flacon bouché au B. M., et après 20 minutes, cette odeur deviendrait sensible.

2° *Moyens chimiques.*— Si on soumet une huile végétale ou animale pure à un courant de chlore, la première garde sa couleur pendant 20 minutes environ, et même se décolore tandis que la deuxième commence à noircir presque aussitôt. Il faut cependant excepter l'acide oléique dont la couleur ne varie pas, et l'huile de pied de bœuf qui blanchit.

3° 24 volumes d'huile et 1 d'acide azotique donnent par l'agitation une couleur passant au jaune-brun et se troublant : 24 gouttes d'acide azotique et 1 goutte d'huile donnent par l'agitation une couleur rosée qui passe bientôt au rose-rouge et qui persiste. — Pour l'huile de foie de morue 24 volumes d'huile et 1 d'acide donnent une couleur rose vif violacé, admirable, passant vite au jaune citron.

4° Avec le bisulfure de calcium on obtient un savon jaune d'or se décolorant et devenant jaune paille-pâle. Ce jaune est complétement différent de celui obtenu avec l'huile de foie de morue.

5° Le bichlorure d'étain fumant donne (5 gouttes dans 20 gouttes d'huile) une coloration bleu violacé intense devenant par l'agitation violet-rouge et rouge-ponceau ; la teinte passe à l'orangé rouge-brun, puis au jaune verdâtre un peu rougeâtre et pendant tout ce temps s'épaissit rapidement et devient solide et filandreuse. — Avec l'huile de foie de morue on obtient une coloration d'un magnifique bleu-violet, devenant violet-rouge, violet-pensée, puis cramoisi-violeté. La couleur passe ensuite au sang-dragon, au rouge orangé-foncé. L'huile s'épaissit difficilement.

Nous indiquerons ici un procédé, énoncé pour la première fois par Château, et que nous n'avons pu appliquer qu'à l'huile de foie de raie et de morue, n'ayant que ces deux huiles dont l'origine fût certaine. Il repose sur l'inégale solubilité de l'éther alcoolisé dans ces différents corps gras.

On prend un tube gradué au 1/10 de cc., fermé à une

de ses extrémités, et long de 40 centimètres environ. On a fait préalablement un mélange d'éther et d'alcool dans les proportions suivantes :

Éther hydrique à 65° : 10 grammes.
Alcool à 90° : 90 —
Cochenille q. s. pour colorer.

On introduit au moyen d'un tube effilé, 10 cc. d'huile de foie de raie, puis 20 cc. d'éther alcoolisé. On ferme ce tube avec le doigt ou un petit bouchon de liége, et on agite le tube uniformément pendant 1 minute. On débouche alors et on voit l'huile gagner la partie inférieure, tandis que des gouttelettes de l'autre liquide se réunissent de proche en proche et montent le long du tube. Bientôt tout dégagement a cessé. On examine la surface de séparation des deux liquides, et on lit la division à laquelle elle correspond.

On recommence la même opération qui ne diffère généralement que de 1/10 de centimètre cube et on prend la moyenne. Il convient d'agiter sur les parois internes du tube un fil de platine ou de fer afin de mettre en liberté quelques gouttelettes d'huile qui adhèrent à la paroi recouverte par l'alcool éthérisé, et qui pourraient par leur absence altérer le résultat.

L'huile de foie de raie occupe un volume de 10 centimètres cubes, 4 ; elle dissout donc 1/25 de son volume d'alcool éthéré au 1/10. L'huile de foie de morue occupe un volume de 10 cent. c., 5 ; elle dissout donc 1/20 de son volume du même alcool éthéré.

Les divers moyens que nous venons d'indiquer sont applicables aux huiles pures. Mais il arrive souvent que l'huile de foie de raie est additionnée d'huile de même couleur et d'origine animale ou végétale : l'huile de poisson proprement dite décolorée par la soude, le permanganate de potasse, etc., et improprement appelée *huile de foie de morue blanche;* l'huile de baleine blanche ou jaune, de cachalot, de dauphin, de phoque.

On peut alors constater que l'huile n'est pas pure, mais il n'existe point de moyen pour reconnaître avec quoi elle a été falsifiée. Si même on y avait ajouté des huiles végétales, d'olive, d'œillette, de colza, de sésame, d'arachides, le chlore n'y indiquerait pas leur présence.

Le procédé le plus long, il est vrai, mais le plus sûr, consisterait dans la recherche de l'iode et son dosage, en admettant, ce qui malheureusement n'a pas eu lieu jusqu'ici que cette proportion ait été trouvée la même par les divers analystes.

De ce que l'huile de foie de raie renferme de l'iode, il ne faudrait pas conclure que ce métalloïde y existait naturellement. En effet, en Angleterre, on a signalé des huiles faites au moyen d'huiles végétales ou de cétacés que l'on additionne d'huile de foie de morue ou de raie : on y ajoute de l'iodure de potassium, ou de l'iode qui s'y dissolvent.

On opère alors de la manière suivante :

On agite de temps en temps 250 gr. d'huile suspecte avec son poids d'eau distillée, on laisse en contact pendant quelques jours, on filtre au papier humecté : l'huile reste sur le filtre. Le liquide aqueux est évaporé presque à siccité et on en imbibe un papier amidonné. Quand il est à peu près sec, on touche avec un agitateur imprégné d'acide azotique, et on aperçoit une auréole d'un beau bleu.

1° Si l'iode existe à l'état de métalloïde, en agitant l'huile avec du chloroforme, de la benzine, du sulfure de carbone, les liquides se colorent.

2° L'huile soumise à la calcination dans un creuset donne un résidu charbonneux qui cède de l'iode à l'alcool à 90°; avec l'huile pure on n'en trouve pas de traces.

3° Enfin si l'on saponifie l'huile naturelle par la soude ou l'oxyde de plomb, on ne retrouve point d'iode dans l'eau-mère, ce qui a lieu au contraire dans l'huile additionnée d'iode ou d'iodure alcalin.

XIV

ALTÉRATIONS

L'huile de foie de raie, comme tout médicament officinal, doit être mise à l'abri des causes qui pourraient en modifier la nature.

Ainsi, quelquefois il arrive que, contenue dans des vases ou des tonneaux mal fermés, des poussières tombent de l'atmosphère et viennent en altérer la limpidité. L'accès de l'oxygène de l'air lui devient au bout de quelque temps nuisible, son odeur propre s'exalte, elle se trouble, et semble devenir siccative : tout porte à croire qu'il se produit une modification chimique dans sa composition.

La lumière n'est pas non plus sans action sur elle : exposée au grand jour dans un flacon de verre blanc, sa couleur paraît augmenter d'intensité au bout de quelques années.

Sa limpidité dépend souvent aussi de sa température ambiante : lorsqu'elle vient d'être obtenue, après deux ou trois filtrations consécutives, elle est transparente. La température vient-elle à diminuer, soit en la transportant à la cave, soit même par une variation thermométrique dans l'atmosphère, elle se trouble, et dépose une certaine quantité de margarine. Il faut donc, comme nous l'avons dit plus haut, la laisser en repos pendant quelque temps et opérer autant que possible la filtration en hiver. Malgré cette précaution, elle laisse précipiter encore à la longue les mêmes principes : il suffit pour s'en convaincre d'examiner les échantillons qui sont déposés à l'École de médecine dans la Collection de matière médicale.

Enfin elle contracte très-facilement l'odeur des vases qui ont déjà renfermé une substance odorante. D'autres fois elle peut être altérée par la présence de composés métalliques provenant des vases eux-mêmes. Un employé, ayant laissé tomber par mégarde dans une cuve d'huile un robinet de laiton, on eut recours pour déceler la présence du cuivre dans l'huile au procédé suivant : l'huile est agitée avec de l'acide azotique, l'acide est décanté et on y verse quelques gouttes d'ammoniaque en excès : au bout de quelques instants on obtint une coloration bleue dénotant l'existence d'un sel cupro-ammoniacal.

On pourrait aussi constater la présence du plomb qui proviendrait d'un vase mal étamé, ou ayant de nombreuses soudures faites à l'alliage des plombiers. On calcine une certaine quantité d'huile, on traite les cendres par de l'eau acidulée à l'acide azotique, et on essaye l'action de l'hydrogène sulfuré, de l'iodure de potassium, du bi-chromate de potasse et des autres réactifs du plomb.

§ II. — *Conservation.*

Les principales altérations que nous venons d'énumérer nous conduisent donc à formuler ainsi qu'il suit les soins à prendre pour assurer la bonne conservation de ce médicament :

1° L'huile de foie de raie doit être placée dans des flacons bien bouchés, dans des fûts, dames-jeannes, touries, hermétiquement fermées.

2° On les mettra à l'abri de la lumière, dans des endroits frais, à la cave, partout où la température est suffisamment basse et peu variable. On devra, autant que possible, éviter de les agiter ou de les déplacer ; un robinet de bois disposé à quelques distances du fond permet d'en retirer l'huile en évitant cet inconvénient.

3° Les vases qui la contiennent doivent être très-propres, inodores ; les fûts ou tonneaux, neufs ; les touries lavées à l'eau chaude avec quelques plantes aromatiques, quelques feuilles de laurier-cerise, par exemple, pour leur enlever le goût de terre cuite.

4° Il ne faut jamais employer les vases métalliques.

XV

USAGES PHARMACEUTIQUES

Trousseau, Pidoux, Gubler, Bouchardat, considèrent l'huile de foie de raie comme identique par ses effets à l'huile de foie de morue. « L'huile de foie de raie, ont écrit les deux premiers auteurs cités, a même sur la seconde l'avantage d'être infiniment moins désagréable à la vue, au goût et à l'odorat. Sa composition paraît être tout à fait semblable à celle de l'huile de foie de morue. »

« Il n'y a qu'une seule bonne manière, dit Soubeiran, d'administrer l'huile, c'est de la faire prendre pure; le malade s'accoutume généralement bientôt à sa saveur et à son odeur, les enfants en particulier la prennent sans répugnance. »

Cependant il y a peu de médicaments auxquels on ait fait revêtir autant de formes pharmaceutiques; nous rapporterons une formule donnée par Soubeiran, mais il reconnaît lui-même qu'elle ne mérite pas une entière confiance.

Sirop d'huile de foie de morue ou de raie.

℞	Sucre.	120
	Amandes amères.	10
	Gomme arabique pulvérisée.	10
	Huile de foie.	20
	Eau pure.	60

Broyez d'abord les amandes avec la gomme et environ 50 grammes de sucre; ajoutez par petites fractions l'huile préalablement mélangée avec environ 100 grammes d'eau; battez bien et longtemps, ajoutez ensuite peu à peu le restant de l'eau qui doit entrer dans le sirop. Passez la liqueur émulsive à travers un blanchet, et faites fondre le sucre à l'aide d'une chaleur qui ne devra pas dépasser 40° centigrades, afin d'éviter la coagulation de la partie albumineuse des amandes. (Soubeiran.)

Ajoutons encore que M. le professeur Gubler recommande, aux sujets qui éprouvent pour l'huile une répugnance invincible, d'user comme aliment du foie de la raie.

XVI

DE L'ORIGINE DE L'HUILE DE FOIE DE POISSON ET DE SES TRANSFORMATIONS DANS L'ÉCONOMIE

Quelle est l'origine de la matière grasse contenue dans la glande hépatique d'un grand nombre de poissons? Provient-elle, comme on l'a affirmé autrefois, de certains animaux marins dont ils forment leur nourriture? Cette explication n'est pas satisfaisante. Il paraît plus rationnel d'admettre que le corps gras est avec le sucre qui l'accompagne le résultat de transformations de la matière glycogène. Du reste, « les rapports des matières amylacées et sucrées, dit M. Byasson, avec les composés moins élevés dans la série des alcools, découlent naturellement de la connaissance de leur constitution et de leur fonction. La glycérine elle-même (alcool triatomique) se rattache chimiquement et par voie de synthèse aux alcools diatomiques et monoatomiques. Si nous rappelons que les glycosides sont des composés absolument comparables aux corps gras neutres, nous aurons par un rapprochement que la chimie seule pouvait faire comprendre, fourni aux physiologistes une donnée des plus importantes. »

A l'appui de l'hypothèse émise plus haut, nous ferons remarquer que MM. Dumas et Milne-Edwards ont démontré que chez les abeilles les sucres se transforment en cire, substance qui se rapproche étroitement par sa conformation chimique des corps gras.

Quant à l'usage que fait le poisson de cette matière grasse si abondante à certaines époques de l'année, il est probable que c'est une réserve de matériaux qu'il utilise à des moments déterminés, chaque fois qu'il est obligé de faire une dépense exagérée de substance. Quant aux transformations de ce corps gras dans l'économie, on a reconnu que l'oléine et la margarine passaient à l'état d'eau et d'acide carbonique, le soufre de sulfate ; le chlore, le brome, l'iode se retrouvent dans l'urine à l'état de chlorure, de bromure, d'iodure. M. Marchand a indiqué un procédé qui lui a permis de découvrir l'iode dans l'urine d'un malade soumis à l'usage de l'huile ; il repose sur la décomposition d'une solution aqueuse d'iodure alcalin au moyen de la pile (1). Pereyra (2) met en doute son résultat, car il affirme

(1) Marchand, *Lehrbuch der physiologisch chemie*.

(2) Pereyra, *Materia medica*.

avoir soumis l'urine d'un jeune homme qui depuis plusieurs semaines prenait une grande quantité d'huile, à l'action d'un courant de 50 couples, pendant plusieurs heures, sans obtenir la moindre trace d'iode.

XVII

ACTION THÉRAPEUTIQUE

Si maintenant nous recherchons comment agissent ces corps gras sur l'économie, nous trouvons plusieurs hypothèses émises à ce sujet.

Pendant longtemps, l'acide fut regardé comme l'élément vraiment utile des huiles de foie de poissons, et ces divers agents furent rangés par quelques auteurs au nombre des médicaments altérants. Alors, l'on crut que ces huiles pouvaient être remplacées par des dissolutions d'iode ou d'iodure. On fit donc revêtir à ce métalloïde diverses formes pharmaceutiques, mais les résultats que l'on en obtint ne vinrent pas justifier l'espoir que l'on avait conçu.

D'autres, ne voulant voir dans ce précieux médicament qu'un corps gras ordinaire, ont affirmé qu'on pouvait lui substituer indifféremment toute huile d'origine animale ou végétale, celle de poisson, de baleine, le beurre, l'huile d'œillette, etc. : ici encore on a reconnu que les effets de ces substances étaient bien différents.

C'est qu'en effet l'huile de foie de poisson est une matière très-complexe ; c'est un corps gras, mais accompagné de produits de sécrétion des organes digestifs, tels que la bile, qui peut aider puissamment à sa propre dissolution, comme l'a indiqué M. Gubler pour l'huître comestible, et qui vient probablement s'ajouter à celle du sujet soumis à l'usage du médicament, ou suppléer à son insuffisance. On y rencontre encore des éthers gras volatils, principes aromatiques qui ne sont peut-être pas étrangers à l'action de l'huile sur l'économie. Les substances minérales, l'iode notamment, interviennent peut-être aussi dans les résultats avantageux. Sa proportion, il est vrai, est très-faible, mais il semble se présenter dans un état particulier qui peut en rendre son action plus certaine. Ce métalloïde n'existe pas à l'état d'iodure, comme l'affirment encore quelques médecins, car on ne peut jamais l'extraire en traitant l'huile par l'eau ou l'alcool ; on ne le retrouve pas davantage dans l'eau-mère, en saponifiant le corps gras. Soumise à la calcination, l'huile donne un charbon qui ne cède pas trace d'iode. Il semble donc plus rationnel d'admettre avec M. Personne que l'iode existe à l'état de combinaison avec les éléments ordinaires de l'huile.

D'après ce chimiste, l'iode se trouvant dans le foie à l'état d'iodure alcalin, et par l'action réunie de l'air et des acides gras résultant de l'altération d'une partie de l'huile, l'iode est mis en liberté et réagit sur le corps gras à la manière du chlore et du brome, en s'y combinant par substitution à l'hydrogène. Ce métalloïde se présenterait donc d'après cela dans un état particulier, favorable à l'assimilation, il serait pour ainsi dire dynamisé, c'est-à-dire préparé à l'évolution organique par sa combinaison à la substance grasse, substance qui dans ce cas a éprouvé un commencement de vitalisation chez un animal d'un autre ordre.

Cette manière d'envisager l'action des huiles de foie de poisson nous semble conforme à l'explication fournie par M. le professeur Gubler, « explication, dit-il (1), plus concordante que toute autre avec les données de la physiologie moderne. »

« La condition qui fait que l'huile de foie remplit mieux que d'autres le rôle formateur, nous la trouvons dans son origine. Les corps gras, en dépôt dans la glande hépatique ne sont pas simplement excrémentitiels; nous admettons qu'ils sont en partie destinés, comme la substance glycogène de Cl. Bernard, à fournir des aliments à la circulation et à la respiration : leur état moléculaire est sans doute approprié à cette double fonction. Aussi rien ne serait plus facile à comprendre que la supériorité de l'huile de foie, mais de toute espèce d'huile de foie, de mammifère aussi bien que de poisson, sur les huiles ou les graines tirées des végétaux ou des autres organes des animaux sans en excepter le beurre.»

« La matière grasse du lait exige une élaboration préalable, dont la substance du foie peut se passer. La première est très-assimilable, j'en conviens : mais la seconde est déjà assimilée. L'organisme en souffrance n'a donc presque rien à faire pour l'intégrer ou l'identifier à sa propre nature. »

(1) Ad. Gubler, *Commentaires thérapeutiques du Codex*, 1e édition.

Paris-Vaugirard. — Typographie N. Blanpain, 7, rue Jeanne.

www.ingramcontent.com/pod-product-compliance
Ingram Content Group UK Ltd.
Pitfield, Milton Keynes, MK11 3LW, UK
UKHW020340250726
13967UKWH00005B/2043

9 782012 885127